La récupération de l'Homo Erectus :

Le guide d'auto-guérison chiropratique pour une vie droite

Par : John Mercola

Contenu

Clause de non-responsabilité

Les informations fournies dans ce livre sont destinées à des fins de connaissances générales et d'information uniquement. Elles ne sauraient se substituer à un avis médical, à un diagnostic ou à un traitement professionnel.

Le contenu de ce livre est basé sur des recherches historiques, anecdotiques et scientifiques, et bien que des efforts aient été faits pour en garantir l'exactitude, les connaissances et la compréhension médicales sont en constante évolution.

Il est vivement conseillé aux lecteurs de consulter des professionnels de la santé qualifiés, tels que des médecins, des oncologues ou d'autres experts médicaux, avant de prendre toute décision ou de s'engager dans un plan de traitement lié au cancer ou à toute autre affection médicale.

La situation médicale de chaque individu est unique et les décisions thérapeutiques doivent être prises en collaboration avec un prestataire de soins de santé qui peut prendre en compte les antécédents médicaux spécifiques, l'état de santé actuel et les besoins individuels du patient.

L'auteur et l'éditeur de ce livre ne sont pas responsables des effets ou conséquences néfastes résultant de l'utilisation des informations fournies dans ce livre.

Les lecteurs sont invités à faire preuve d'esprit critique et de discernement lorsqu'ils envisagent les approches thérapeutiques alternatives ou complémentaires évoquées dans cet ouvrage.

Ce livre sert de point de départ pour comprendre les avantages potentiels des thérapies naturelles dans le traitement du cancer, mais il ne remplace pas l'avis d'un professionnel de la santé.

La récupération de l'Homo Erectus :

<u>Le guide d'auto-guérison chiropratique pour une vie droite</u>

Hippocrate, Avicenne (سينا ابن) et Maïmonide (موسى بن ميمون) accordent une importance capitale au squelette et à l'état de la colonne vertébrale. Tous deux étaient issus de religions et de cultures différentes (Grèce antique, musulmans, juifs), mais tous s'accordent sur une vérité : l'état de la colonne vertébrale est important pour la santé du corps humain. Ils savaient intuitivement que l'énergie passe par la colonne vertébrale. La médecine moderne ignore la colonne vertébrale et son état dans la santé et les maladies.

Avicenne, dans le Canon de la médecine, n'omet pas de traiter une seule maladie ou un seul organe sans corriger et guérir la subluxation ou la déviation des vertèbres afin de rétablir le courant vers l'organe qui agonise et agit comme une ampoule vacillante qui attend un courant constant pour s'allumer. Ils ont fait cela avant que le Dr Palmer ne crée l'école de médecine chiropratique ou que le Dr Still ne crée l'ostéopathie.

On ne peut pas soigner ou guérir des problèmes mécaniques par des médicaments chimiques. Si les vertèbres T9 ou T10 sont hors service, vous ne pouvez pas guérir les problèmes de foie par des pilules ou des suppléments, parce que le supplément de courant n'est pas là. Vous battez un cheval mort.

L'auto-chirologie est une approche unique de la santé de la colonne vertébrale qui permet aux individus de prendre le contrôle de leur bien-être en pratiquant des techniques d'auto-ajustement. Cette méthode DIY se concentre sur la guérison et l'alignement de vos propres vertèbres, le soulagement des subluxations et la correction de la posture sans avoir recours à des séances de chiropraxie professionnelles coûteuses. La beauté de l'auto-chiropraxie réside dans son accessibilité - elle convient aussi bien aux enfants qu'aux adultes.

Grâce à une série d'exercices sûrs et faciles à suivre, les individus peuvent s'engager dans un parcours d'auto-soins, favorisant non seulement la santé de la colonne vertébrale, mais aussi l'amélioration de la vitalité et du bien-être en général.

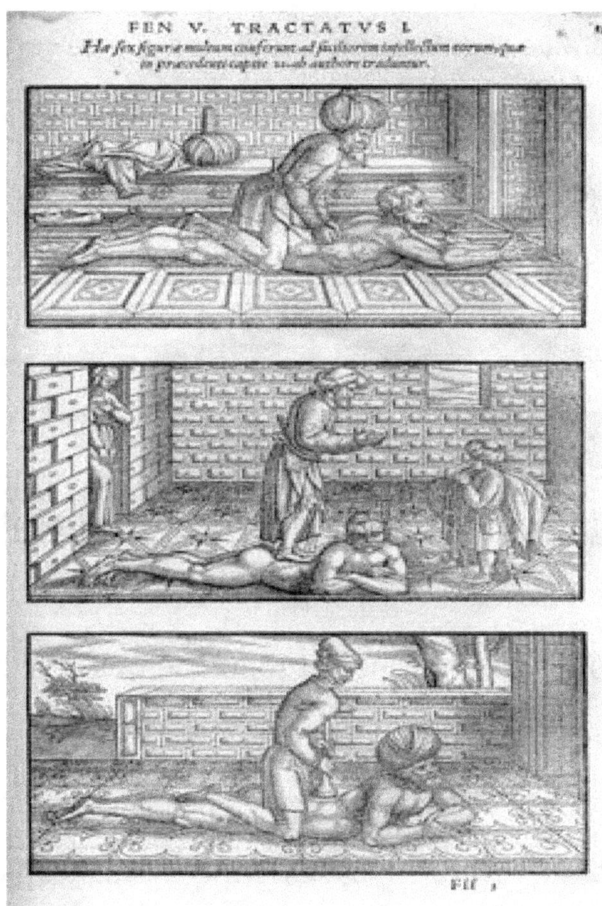

Comprendre l'auto-guérison chiropratique

La chiropraxie est un domaine bien établi de la médecine alternative qui s'occupe principalement du diagnostic et du traitement des troubles mécaniques du système musculo-squelettique, en particulier de la colonne vertébrale. Les soins chiropratiques traditionnels impliquent généralement des ajustements manuels effectués par des professionnels qualifiés. Toutefois, l'auto-chiropraxie offre une autre voie, permettant aux individus de procéder à des ajustements de la colonne vertébrale de manière indépendante.

L'essence de l'auto-chiropraxie repose sur la conviction que le corps humain possède une capacité innée à se guérir et à se maintenir en bonne santé lorsqu'il est correctement aligné. En appliquant des techniques douces et contrôlées, les individus peuvent stimuler ce pouvoir de guérison inné, en traitant les problèmes mineurs de la colonne vertébrale et en améliorant leur santé et leur vitalité en général.

Les principes de l'auto-guérison chiropratique

L'auto-chirurgie repose sur plusieurs principes fondamentaux qui guident sa pratique :

Alignement : L'alignement de la colonne vertébrale est au cœur de l'auto-chirologie. Un bon alignement de la colonne vertébrale est essentiel à la santé globale, car il permet au système nerveux de fonctionner de manière optimale, en transmettant des signaux vitaux entre le cerveau et le corps.

<u>Soulagement des subluxations</u> : Les subluxations, qui sont des désalignements des vertèbres, peuvent entraîner une gêne et des douleurs. L'auto-chiropraxie vise à soulager les subluxations par des techniques de manipulation douces.

<u>Correction de la posture</u> : Une mauvaise posture peut contribuer à divers problèmes de santé, notamment des douleurs musculo-squelettiques et une mobilité réduite. Les exercices d'auto-guérison chiropratique sont conçus pour corriger les problèmes de posture et favoriser une meilleure santé de la colonne vertébrale.

<u>Autonomisation</u> : L'auto-guérison chiropratique permet aux individus de jouer un rôle actif dans leur santé et leur bien-être. En apprenant et en appliquant ces techniques, les individus peuvent réduire leur dépendance à l'égard des traitements chiropratiques professionnels coûteux.

Des exercices sûrs et faciles à réaliser

L'une des principales caractéristiques de l'auto-chirurgie est sa simplicité. Les exercices proposés sont sûrs et peuvent être exécutés facilement. Lorsqu'ils sont pratiqués régulièrement, ces exercices peuvent avoir des effets bénéfiques importants sur la santé de la colonne vertébrale et la vitalité en général.

Examinons quelques-uns des principaux exercices d'auto-guérison chiropratique :

<u>Étirements de la colonne vertébrale</u> : des exercices d'étirement doux permettent d'améliorer la souplesse de la colonne vertébrale et de soulager les tensions. Ces exercices impliquent souvent des mouvements de flexion et de torsion qui ciblent différentes zones de la colonne vertébrale.

<u>Prise de conscience de la posture</u> : Prendre conscience de sa posture est la première étape pour la corriger. L'auto-chiropraxie met l'accent sur l'importance du maintien d'une bonne posture dans les activités quotidiennes.

<u>Techniques de respiration</u> : Des techniques de respiration appropriées peuvent favoriser la relaxation et améliorer l'alignement de la colonne vertébrale. Des exercices de respiration profonde peuvent être incorporés dans votre routine de guérison auto-chiropratique.

<u>Mouvements de mobilisation</u> : Ces mouvements impliquent des rotations et des étirements contrôlés qui favorisent la mobilité de la colonne vertébrale. Ils peuvent être particulièrement utiles pour soulager la raideur et l'inconfort.

<u>L'automassage</u> : Des techniques de massage douces permettent de relâcher la tension dans les muscles entourant la colonne vertébrale, améliorant ainsi la santé de cette dernière.

<u>Relaxation progressive</u> : Le stress peut avoir un impact significatif sur la santé de la colonne vertébrale. L'auto-guérison chiropratique comprend souvent des exercices de relaxation pour réduire le stress et la tension musculaire.

<u>Visualisation</u> : Des techniques de visualisation peuvent être utilisées pour se concentrer mentalement sur l'alignement et la santé de la colonne vertébrale, favorisant ainsi le lien entre le corps et l'esprit.

Les avantages de l'autoguérison chiropratique

La pratique quotidienne d'exercices d'auto-guérison chiropratique peut apporter un large éventail de bénéfices :

<u>Amélioration de la santé de la colonne vertébrale</u> : L'objectif premier de l'auto-chirurgie est d'améliorer la santé de la colonne vertébrale. En corrigeant les désalignements et les subluxations, les individus peuvent ressentir moins de douleur et améliorer leur mobilité.

<u>Meilleure posture</u> : La correction des problèmes de posture peut améliorer le confort et réduire les tensions sur la colonne vertébrale. Une meilleure posture peut également renforcer la confiance en soi et le bien-être général.

<u>Réduction du stress</u> : De nombreux exercices d'auto-chiropraxie intègrent des techniques de relaxation, qui peuvent contribuer à réduire le stress et à favoriser un sentiment de calme.

<u>Vitalité accrue</u> : Une colonne vertébrale bien alignée et une tension musculaire réduite peuvent entraîner une augmentation des niveaux d'énergie et de la vitalité générale.

<u>Économies</u> : L'un des avantages les plus significatifs de l'auto-chirurgie est la possibilité de réaliser des économies. En apprenant à pratiquer ces techniques de manière autonome, les individus peuvent réduire leur dépendance à l'égard des soins chiropratiques professionnels.

<u>Autonomisation</u> : L'auto-chirurgie permet aux individus de jouer un rôle actif dans leur santé et leur bien-être. Elle encourage le sens de l'autonomie et de la responsabilité personnelle à l'égard de sa santé.

<u>Précautions de sécurité</u>

Si l'auto-chirurgie peut offrir de nombreux avantages, il est essentiel de l'aborder avec prudence et responsabilité. La sécurité doit toujours être la priorité absolue. Voici quelques mesures de sécurité importantes à garder à l'esprit lorsque vous pratiquez l'auto-chiropraxie :

<u>Consultation :</u> Avant d'entreprendre un programme d'auto-guérison chiropratique, il est conseillé de consulter un professionnel de la santé qualifié, en particulier si vous avez des problèmes de santé sous-jacents ou des inquiétudes concernant la santé de votre colonne vertébrale.

<u>Auto-évaluation</u> : Comprenez les limites de votre corps et écoutez-le. Si un exercice ou un ajustement provoque une douleur ou une gêne allant au-delà d'une légère sensation d'étirement, interrompez-le et demandez l'avis d'un professionnel.

<u>La constance</u> : La constance est essentielle pour obtenir des bénéfices de l'auto-chirurgie. Cependant, en faire trop peut entraîner des tensions ou des blessures. Commencez lentement et augmentez progressivement l'intensité et la durée de vos exercices.

<u>Technique appropriée</u> : Veillez à utiliser la bonne technique pour chaque exercice. Une mauvaise forme peut avoir des conséquences inattendues ou entraîner des blessures.

<u>Savoir quand demander l'aide d'un professionnel</u> : L'auto-chirurgie ne remplace pas les soins chiropratiques professionnels. En cas de problèmes vertébraux graves ou persistants, il est essentiel de consulter un chiropraticien ou un professionnel de la santé agréé.

<u>Clause de non-responsabilité</u> : toute documentation relative à l'auto-guérison chiropratique doit comporter une clause de non-responsabilité bien visible, soulignant que les informations sont fournies à des fins éducatives uniquement et ne remplacent pas les conseils d'un professionnel de la santé.

<u>Intégrer l'auto-guérison chiropratique dans la vie quotidienne</u>

Pour tirer le meilleur parti de l'auto-chirurgie, il est important de l'intégrer à votre routine quotidienne. Voici comment intégrer ces pratiques dans votre vie :

<u>Routine matinale</u> : Commencez votre journée par quelques minutes d'exercices d'auto-chiropraxie pour aligner votre colonne vertébrale et favoriser une bonne posture.

<u>Travail de bureau</u> : Si vous avez un travail de bureau, faites de courtes pauses pour faire des exercices d'étirement ou de correction de la posture tout au long de la journée.

<u>Relaxation en soirée</u> : Détendez-vous le soir en faisant des exercices de relaxation et de respiration pour soulager le stress et les tensions.

<u>La constance</u> : La constance est essentielle pour profiter des bienfaits de l'auto-chirurgie. Faites-en une habitude quotidienne et, au fil du temps, vous constaterez des changements positifs dans la santé de votre colonne vertébrale et dans votre bien-être général.

<u>Contrôles réguliers</u> : Évaluez périodiquement vos progrès et modifiez votre routine si nécessaire. Consultez un professionnel de la santé si vous avez des inquiétudes ou des questions.

<u>Soutien au mode de vie</u> : Complétez votre routine de guérison auto-chiropratique par un mode de vie sain comprenant une alimentation équilibrée, un exercice physique régulier et un sommeil adéquat.

L'IMPORTANCE DE LA SANTÉ DE LA COLONNE VERTÉBRALE

La colonne vertébrale humaine est véritablement l'arbre de vie :

La colonne vertébrale se compose de 33 os vertébraux au total, dont neuf sont soudés à l'extrémité inférieure pour former le sacrum et le coccyx. Ces vertèbres sont disposées en pile, comme des blocs de construction, et sont séparées par des disques intervertébraux constitués de cartilage. Chaque vertèbre possède une structure osseuse proéminente de forme ovale, appelée corps vertébral. En outre, la partie arrière de la vertèbre, située derrière le corps vertébral, présente une ouverture importante appelée canal rachidien. C'est à l'intérieur de ce canal rachidien que se trouvent la moelle épinière et les nerfs, qui s'étendent du cerveau au coccyx. Ces nerfs servent de voies de communication, transmettant les signaux du cerveau aux muscles et au reste du corps.

Les sections robustes des vertèbres qui forment les côtés du canal rachidien sont appelées pédicules, tandis que l'os robuste qui constitue la partie postérieure du canal rachidien est appelé lame. Lorsque vous touchez votre dos, vous pouvez sentir une saillie osseuse qui s'étend à partir de la lame : c'est l'apophyse épineuse.

Chaque vertèbre est reliée à sa voisine par trois articulations distinctes : un disque intervertébral et deux facettes articulaires. Les facettes sont situées à l'arrière de la colonne vertébrale, de chaque côté, à proximité de la lame. L'interaction complexe entre ces trois articulations à chaque niveau de la colonne vertébrale confère à cette dernière une grande souplesse, mais assure également sa stabilité et la protège contre les blessures.

Le disque intervertébral, un coussin de cartilage souple, possède une structure à deux couches. Son noyau interne est appelé nucleus pulposus, tandis que sa couche externe, plus résistante, est appelée annulus fibrosis. Ce disque sert d'amortisseur, facilitant les mouvements et la flexibilité de la colonne vertébrale.

D'autre part, les articulations facettaires sont des articulations synoviales compactes situées à la face postérieure de la colonne vertébrale, des deux côtés, où elles se connectent à proximité de la lame. Ces articulations facettaires sont entourées d'une solide capsule articulaire externe.

La partie la plus haute de la colonne vertébrale est appelée colonne cervicale et se compose de 7 vertèbres au total. À l'exception de la première et de la deuxième vertèbre cervicale, chaque vertèbre à ce niveau comporte trois articulations : un disque intervertébral orienté vers l'avant et deux facettes articulaires orientées vers l'arrière. La colonne cervicale est exceptionnellement souple, ce qui la rend plus vulnérable aux blessures. En outre, la colonne cervicale présente de petites ouvertures de chaque côté pour accueillir un vaisseau sanguin spécialisé, l'artère vertébrale, responsable de l'acheminement du sang vers le cerveau.

En passant à la partie médiane de la colonne vertébrale, nous rencontrons la colonne thoracique, qui comprend 12 vertèbres. Ces vertèbres thoraciques sont étroitement liées aux côtes et au sternum. La colonne vertébrale thoracique, en raison de son amplitude de mouvement et de sa flexibilité limitées, est particulièrement robuste et tend à résister aux blessures.

En descendant plus bas dans la colonne vertébrale, nous arrivons à la colonne lombaire, composée de 5 vertèbres. Dans la région lombaire, les mouvements de flexion et d'extension sont importants, alors que les mouvements de rotation sont relativement limités. Les vertèbres lombaires, qui sont les plus grandes de la colonne vertébrale, supportent la plus grande partie du poids du corps et subissent des charges et des contraintes considérables. Il n'est donc pas surprenant que la colonne lombaire soit la région de la colonne vertébrale la plus souvent touchée.

Le segment le plus bas de la colonne vertébrale, fermement lié au bassin, est connu sous le nom de sacrum. Composé de 5 os soudés, le sacrum constitue une base stable pour la colonne vertébrale. Par ailleurs, le coccyx, composé de 4 petits os soudés, constitue le coccyx, qui marque l'extrémité la plus basse de la colonne vertébrale.

Une subluxation vertébrale, telle que décrite par les fondateurs de la chiropratique, D.D. Palmer et B.J. Palmer, désigne un état dans lequel les nerfs subissent une pression, ce qui entraîne un fonctionnement anormal et peut causer une perturbation dans une partie du corps, que ce soit au niveau de sa fonction ou de sa structure. Il est important de noter que les subluxations ne sont pas toujours perceptibles par radiographie.

Les chiropraticiens qui adhèrent aux enseignements traditionnels de Palmer continuent de souligner l'importance de la subluxation vertébrale, affirmant qu'elle peut avoir un impact substantiel sur la santé. Ils intègrent également une composante viscérale dans cette définition.

La posture verticale des humains, avec une position bipède sur leurs jambes, offre un avantage significatif en libérant les membres supérieurs des exigences de la locomotion. Cette libération permet aux mains d'être utilisées pour créer et utiliser des outils. Cet avantage unique, associé aux capacités cognitives de l'Homo sapiens, a joué un rôle déterminant dans la supériorité intellectuelle et technologique de l'homme sur les autres espèces et créatures.

Cependant, cette posture avantageuse s'accompagne également d'un certain nombre de défis. Le corps humain, lorsqu'il se tient droit, exerce une pression considérable sur la colonne vertébrale en raison du poids des différents organes et de la tête. Tout soulèvement ou mouvement incorrect peut solliciter les vertèbres, ce qui peut entraîner une subluxation, c'est-à-dire un désalignement des vertèbres.

En cas de subluxation, les vertèbres mal alignées risquent de pincer les nerfs qui passent par les ouvertures, appelées foramens, entre les vertèbres adjacentes.

Il est important de comprendre que les nerfs fonctionnent comme des fils électriques : ils ont besoin de ne pas être comprimés ou pincés pour fonctionner de manière optimale. Même une légère pression sur les nerfs peut entraver leur capacité à transmettre des signaux de manière efficace.

Cette interférence peut s'étendre au contrôle des nerfs sur les organes et les vaisseaux sanguins dans différentes parties du corps, ce qui peut finalement entraîner des problèmes de santé et des maladies découlant d'une mauvaise posture de la colonne vertébrale ou d'une subluxation vertébrale.

De nombreuses affections humaines peuvent être attribuées à des déformations et subluxations de la colonne vertébrale. Les maladies spécifiques qui se manifestent dépendent souvent de la localisation de ces subluxations vertébrales. Les subluxations cervicales et dorsales sont particulièrement préoccupantes, car elles peuvent perturber complètement le fonctionnement du nerf vague, un élément crucial pour la relaxation et la guérison.

En outre, ils peuvent entraver le bon fonctionnement du foie, de l'estomac et du pancréas, entraînant une série de troubles tels que la gastrite, la gastroparésie, le syndrome du côlon irritable (IBS), le diabète et la fatigue chronique.

Lorsque les patients ne sont pas conscients de ces subluxations et ne ressentent que les symptômes physiques qui y sont associés, ils peuvent s'embarquer dans un voyage où ils essaient divers médicaments, plantes, suppléments, et soupçonnent même des infections ou des carences nutritionnelles.

Ils peuvent avoir recours à des antidépresseurs, à des stimulants ou à différents régimes alimentaires dans leur quête de soulagement. Cependant, ce qu'ils ne réalisent peut-être pas, c'est que leur problème sous-jacent est de nature mécanique. Pour y remédier efficacement, ils devraient envisager une perspective chiropratique qui se concentre sur les aspects mécaniques de leur état.

Dans certains cas, les chiropraticiens ont obtenu des résultats remarquables dans le traitement d'affections telles que la cécité en s'attaquant à la compression des nerfs dans le cou. Ils ont réussi à soulager les symptômes du syndrome de l'intestin irritable en ajustant les vertèbres thoraciques et dorsales.

Le syndrome de stress post-traumatique a été amélioré par la correction de la posture du cou. Même des pathologies telles que les hernies hiatales ont été améliorées grâce à la correction des subluxations et au soulagement des nerfs qui contrôlent le diaphragme.

Dans son livre "Health Revolution", le Dr Suzuki Kuny raconte comment il a surmonté l'épilepsie. Par un coup de chance, il est tombé sur une révélation surprenante : le déclencheur de son épilepsie était un coccyx mal aligné, une partie essentielle de la colonne vertébrale.

En corrigeant l'alignement de son coccyx, il a non seulement réussi à guérir de son épilepsie, mais il s'est aussi libéré de la dépendance à l'égard de nombreux médicaments inefficaces prescrits par ses fournisseurs de soins de santé. Non seulement ces médicaments n'avaient pas réussi à soulager son état, mais ils avaient également contribué au développement d'affections iatrogènes, notamment des problèmes gastro-intestinaux et des douleurs.

Le Dr Kuny a souligné que grâce aux ajustements de la colonne vertébrale et du coccyx, il s'est complètement rétabli, et il s'est senti obligé de partager son remarquable témoignage dans son livre pour le bénéfice d'autres personnes.

Dans les pages de ce livre, nous allons explorer une sélection d'exercices qui sont à la fois peu coûteux en temps et adaptables à tout le monde, n'importe où. Ces exercices ont le potentiel de revigorer et d'aligner efficacement votre colonne vertébrale.
Certains de ces exercices ne nécessitent aucun équipement spécial et peuvent être effectués de manière autonome, tandis que d'autres peuvent nécessiter l'assistance d'un appareil, ce qui les rend accessibles même aux personnes ayant des problèmes de santé.

Le concept et la logique sous-jacents à ces exercices sont enracinés dans le désir de ramener la colonne vertébrale à un état de relaxation, libre des charges et des subluxations qui ont pu s'accumuler au fil du temps.

L'objectif est de redonner à votre colonne vertébrale la vitalité, la souplesse et l'alignement dont elle jouissait auparavant.

LES EXERCICES

L'exercice du poisson d'or :

L'exercice du poisson rouge, attribué à son inventeur Katsuzo Nishi et composante essentielle de ses six lois sur la santé, sert à l'ajustement de la colonne vertébrale et à la correction des subluxations. Son nom, "l'exercice du poisson rouge", provient de la ressemblance entre les mouvements du corps humain pendant l'exercice et ceux d'un poisson rouge qui nage.

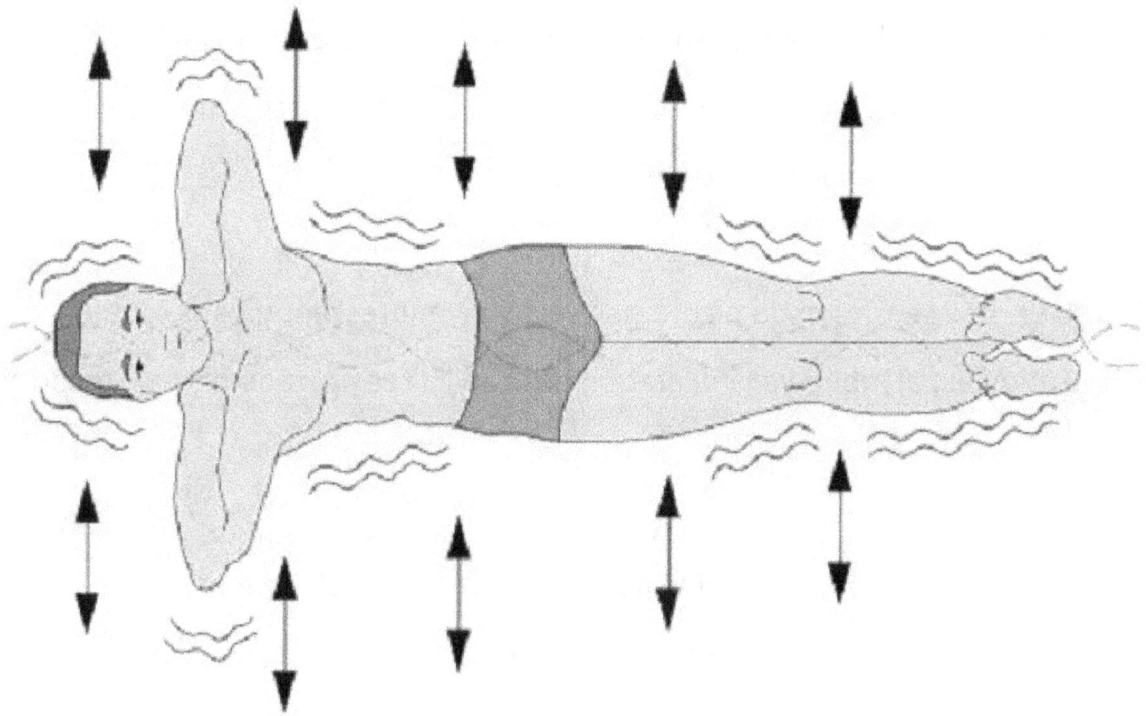

Comme nous l'avons expliqué précédemment, nos nerfs partent des côtés gauche et droit de la colonne vertébrale. Lors de l'exécution de cet exercice, chaque fois que la colonne vertébrale se penche vers la droite, il en résulte une liberté accrue et des impulsions nerveuses plus fortes du côté gauche. Inversement, lorsque la colonne vertébrale se penche vers la gauche, elle élargit les foramens (ouvertures) du côté droit entre les vertèbres, libérant les nerfs et augmentant la force des impulsions de ce côté. En se balançant alternativement à gauche et à droite, les impulsions nerveuses deviennent de plus en plus prononcées dans les deux sens. C'est comme une impulsion électrique émanant du centre de la colonne vertébrale et se propageant vers les côtés gauche et droit.

Ce phénomène entraîne la constriction des capillaires dans tout le corps pendant l'exercice. En outre, il favorise une distribution équilibrée des impulsions nerveuses dans tout le corps, ce qui favorise la symétrie de l'innervation.

L'exercice facilite également le retour du sang des jambes vers le cœur, ce qui favorise la circulation sanguine et le système cardiovasculaire. En outre, il favorise le mouvement de la lymphe, ce qui contribue à réduire les œdèmes stagnants.

À la fin de l'exercice, une sensation de picotement est souvent ressentie dans tout le corps. Cette sensation est attribuée à la dilatation des capillaires précédemment resserrés.

L'oscillation de la colonne vertébrale corrige non seulement les subluxations, mais contribue également au repositionnement de nombreux organes du corps. Par conséquent, cet exercice s'avère très bénéfique pour des affections telles que la gastroptose, où les organes se sont déplacés par rapport à leur position normale.

Pour commencer, allongez-vous sur le dos. Ensuite, fléchissez doucement vos orteils vers vos genoux, en formant un angle aigu, tout en veillant à ce que les deux semelles restent égales. Placez vos mains croisées contre la quatrième ou la première vertèbre cervicale (près du cou). En maintenant cette posture, créez un mouvement de balancier semblable à celui d'un poisson rouge qui nage. Consacrez une à deux minutes à la pratique de cet exercice matin et soir.

Après avoir traité les subluxations des vertèbres vers l'extérieur et vers l'intérieur à l'aide d'un lit plat et assuré la courbure physiologique des vertèbres cervicales à l'aide d'un oreiller solide, il est temps de s'attaquer à la scoliose (subluxation latérale) à l'aide de l'exercice du poisson rouge.

Cet exercice particulier aide à rectifier le désalignement des sorties vertébrales par lesquelles émergent les nerfs rachidiens. Cette correction permet d'alléger la pression exercée sur ces nerfs et d'atténuer la paralysie des nerfs périphériques. Par conséquent, il contribue à améliorer le fonctionnement général du système nerveux et à réguler la circulation sanguine.

En outre, cet exercice favorise la régularité du transit intestinal, réduisant ainsi le risque de torsion ou d'obstruction intestinale. Il favorise ainsi le fonctionnement physiologique des intestins.

De plus, il aide à harmoniser les déséquilibres entre les côtés gauche et droit du corps causés par les mouvements professionnels, le sport et d'autres activités. Au fil du temps, il favorise un équilibre harmonieux entre le corps et l'esprit.

Pour effectuer l'exercice du poisson rouge de manière efficace, il est essentiel de se détendre complètement. Il est également possible de tenir une paire de béquilles hautes et de balancer doucement les hanches d'un côté à l'autre pour éliminer les distorsions de la colonne vertébrale avant de tenter l'exercice standard du poisson rouge. Lors de l'application de cet exercice à un patient, un assistant peut tenir les chevilles du patient et les secouer doucement dans le sens latéral pour obtenir l'effet désiré.

Pour les personnes qui trouvent l'exercice du poisson rouge difficile, il existe un appareil utile connu sous le nom de Chi Machine. Cet appareil est remarquablement simple à utiliser, avec des poignées pour chaque cheville et la possibilité d'osciller doucement le corps de gauche à droite.

Pour utiliser la machine Chi, il suffit de s'allonger sur le dos, de placer les chevilles en toute sécurité dans les supports de chevilles et d'activer la machine. Il existe plusieurs variantes de machines Chi, qui fonctionnent toutes selon le même principe fondamental.

Toutefois, certains modèles offrent des fonctions supplémentaires telles que le contrôle de la vitesse, qui s'avère particulièrement utile pour les personnes âgées ou souffrantes qui peuvent avoir besoin d'ajuster la vitesse d'oscillation. En outre, certains appareils sont équipés d'une minuterie, ce qui vous permet de régler une durée spécifique pour que l'appareil effectue ses douces oscillations corporelles.

Le Chi Machine offre une expérience profondément relaxante et rajeunissante, en combattant efficacement la fatigue. Il revitalise le corps et aide à adopter une posture plus droite.

The Mid Position

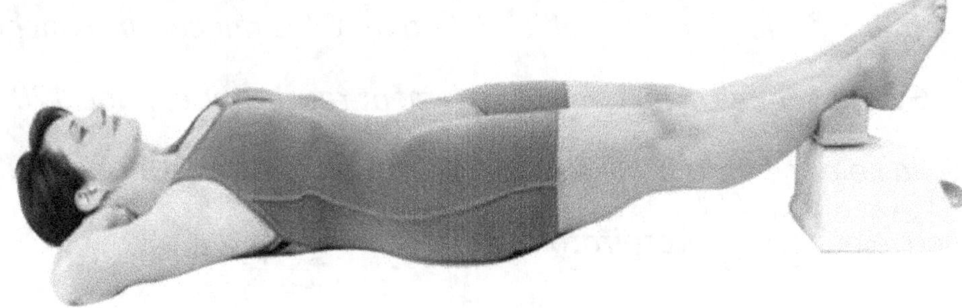

The Goldfish Position

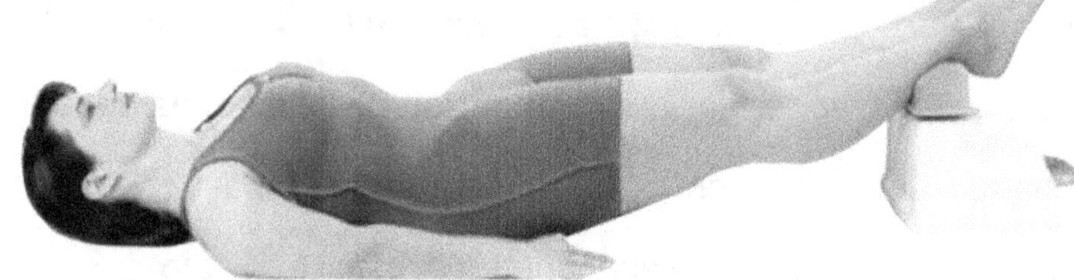

The Stretched Back Position

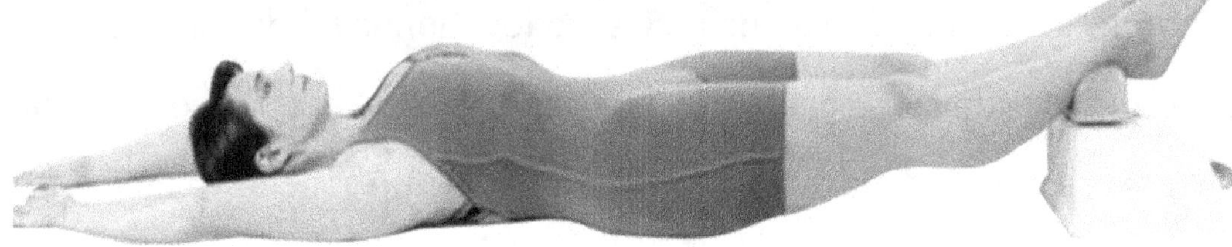

Le deuxième exercice

Dormir sur le dos sur un lit dur :

"l'ami de la colonne faible est le plan dur, table ou lit a matelas mince sur planches." Dr André de Sambucy, Gymnastique corrective et traitement respiratoire, page 120.
" Le meilleur ami de la colonne vertébrale faible est un lit plat et dur" Dr. André de Sambyc, Gymnastique corrective et thérapie respiratoire.

Un autre outil précieux pour l'ajustement de la colonne vertébrale n'est pas un exercice, mais plutôt une position de sommeil spécifique. Dormir sur le dos permet d'aligner efficacement la colonne vertébrale, car la surface ferme du lit exerce une pression sur les apophyses épineuses, ce qui favorise l'alignement parfait de l'ensemble des vertèbres thoraciques et lombaires. Cet alignement a non seulement un impact positif sur la santé de la colonne vertébrale, mais il améliore également l'efficacité du foie.

Les personnes qui prennent l'habitude de dormir sur le dos se réveillent souvent rafraîchies et revigorées le matin, grâce à une meilleure fonctionnalité du foie. Cette position permet aux organes du corps d'adopter leur position naturelle sans exercer de pression les uns sur les autres. En revanche, si l'on dort sur le côté gauche, le foie peut appuyer sur le cœur, l'estomac, le pancréas et les poumons, ce qui peut entraîner des difficultés respiratoires. Sur le côté droit, le foie subit la pression du cœur et de l'estomac.

Dormir sur le dos favorise également le processus de retour veineux, facilitant ainsi le retour du sang vers le cœur. En outre, cette position de sommeil, en particulier sur une surface ferme comme un sol dur, peut aider à traiter les subluxations lombaires, favorisant ainsi le bon fonctionnement des reins, des organes sexuels et des membres inférieurs. Remarquablement, cette méthode de sommeil peut apporter un soulagement rapide de la douleur du nerf sciatique.

Selon Katsuzo Nishi, dormir sur un sol dur renforce le système immunitaire en veillant à ce que les nerfs et les vaisseaux sanguins soient répartis uniformément sur la surface de sommeil. Cela stimule à son tour la production d'ions vitaux dans le corps, favorisant ainsi une vitalité accrue.

Dans son livre " the Nishi Health engineering" sur le mal plat, Nishi mentionne que Parmi les différentes vertèbres de la colonne vertébrale, certaines positions sont particulièrement sujettes à des subluxations défavorables. Les première et quatrième vertèbres cervicales sont notamment vulnérables aux subluxations. Si une subluxation se produit au niveau de la première vertèbre cervicale, elle peut avoir un impact important sur différentes parties du corps, notamment les yeux, le visage, le cou, les poumons, le diaphragme, l'estomac, les reins, la glande surrénale, le cœur, la rate et les intestins. En revanche, la subluxation de la quatrième vertèbre cervicale est plus susceptible d'affecter les yeux, le visage, le cou, les poumons, le diaphragme, le foie, le cœur, la rate, la glande surrénale, le nez, le cœur, les dents, la gorge, etc.

Au sein des vertèbres thoraciques, les deuxième, cinquième et dixième vertèbres sont particulièrement sujettes à la subluxation. La subluxation de la deuxième vertèbre thoracique peut avoir un impact sur les poumons et la plèvre. Si elle se produit au niveau de la cinquième vertèbre thoracique, des problèmes peuvent survenir au niveau des yeux, de la gorge, de l'estomac et de la glande thyroïde. La subluxation de la dixième vertèbre thoracique peut entraîner des troubles au niveau des yeux, du cœur, des reins, des intestins, du nez, etc.

En ce qui concerne les vertèbres lombaires, les deuxième et cinquième vertèbres sont prédisposées à la subluxation. La subluxation de la deuxième vertèbre lombaire peut se manifester par des troubles tels que l'inflammation de la vessie, l'appendicite et des problèmes liés aux organes sexuels. La subluxation de la cinquième vertèbre lombaire peut être associée à des problèmes au niveau de l'anus, pouvant entraîner des troubles tels que des hémorroïdes.

Si les vertèbres mentionnées sont particulièrement sujettes à la subluxation d'un point de vue dynamique, il est important de noter que des facteurs externes, des exigences professionnelles, des blessures ou d'autres causes peuvent entraîner une subluxation dans n'importe quelle vertèbre. Par conséquent, un large éventail de maladies ou de troubles peut être attribué à un mauvais alignement de la colonne vertébrale. Inversement, même des troubles mineurs au niveau des organes internes peuvent entraîner des conditions indésirables au niveau de la colonne vertébrale.

Dans son livre "The Key to Rejuvenation", Mary Ellison révèle que la clé du rajeunissement de son corps et de l'apparence de son visage réside dans une pratique simple : dormir sur le dos sur une surface ferme, comme un sol dur.

Si vous souffrez de reflux acide, vous pouvez surélever légèrement votre lit au niveau de la tête tout en dormant sur le dos sur un sol dur. Certaines personnes, pour une raison ou une autre, voient leur reflux acide s'aggraver lorsqu'elles dorment sur le dos. Le fait de surélever leur lit du côté de la tête peut donc les aider à résoudre ce problème.

LE TROISIÈME OUTIL

Le dispositif de traction cervicale :

Le cou est un lien important entre le reste du corps et la tête. C'est un lien neurologique. C'est un pont circulatoire et un pilier qui maintient la tête au-dessus du corps.

Il semble que la subluxation des vertèbres cervicales puisse être à l'origine de nombreuses maladies.

Un massage de la nuque par l'ostéopathe danois Stanley Rosenberg a suffi à guérir un enfant autiste de son autisme. Oui. Vous avez bien compris.

Un dysfonctionnement du bulbe rachidien pourrait-il être un facteur contribuant à l'autisme ? Le Dr Stanley Rosenberg affirme avoir traité avec succès un enfant américain atteint d'autisme en utilisant des techniques de massage de la nuque, comme le montre la vidéo ci-dessous.

Le Dr Ali Musaraf, médecin d'origine indienne exerçant au Royaume-Uni, explore l'importance de la santé du cou dans son livre "The Neck Connection". Il insiste sur la nature délicate de l'apport sanguin dans le cou et sur la façon dont toute perturbation de l'apport sanguin, entraînant un manque de glucose et d'oxygène, peut avoir un impact sur le bulbe rachidien. Il suggère que de simples techniques de massage du cou peuvent contribuer à rétablir une circulation sanguine correcte et, éventuellement, à soulager divers problèmes de santé.

Le Dr Bodo Kuklinski, biohacker allemand spécialisé dans les mitochondries, partage un point de vue similaire. Il affirme que la circulation cervicale joue un rôle crucial dans le fonctionnement optimal du bulbe rachidien et va jusqu'à prétendre que la thérapie par massage cervical peut contribuer au rétablissement de la fonction mitochondriale. Son livre, "Your Neck - the 'Weakest Link' : Causes, Effects, and Successful Therapy" (Votre cou - le maillon faible : causes, effets et thérapie réussie), approfondit ces idées.

Ces discussions établissent un parallèle avec le célèbre médecin espagnol Asuero, connu pour ses traitements remarquables souvent considérés comme miraculeux. Certaines personnes en fauteuil roulant auraient retrouvé la capacité de marcher après avoir suivi la thérapie nasale par courant galvanique d'Asuero, qui visait à restaurer la fonction du bulbe rachidien.

En résumé, divers experts et praticiens suggèrent que l'amélioration de la santé et de la circulation du cou par des techniques de massage pourrait avoir des avantages thérapeutiques considérables, y compris la restauration de la fonction du bulbe rachidien et l'atténuation de certains problèmes de santé.

Un dispositif de traction cervicale est un appareil médical conçu pour exercer une traction ou une décompression sur la colonne cervicale, c'est-à-dire la région de la colonne vertébrale située dans le cou. Ces appareils sont utilisés en milieu médical à des fins thérapeutiques et peuvent également être prescrits pour un usage à domicile dans certains cas.

L'objectif principal de la traction cervicale est de soulager la pression exercée sur les vertèbres cervicales, les disques et les structures environnantes, telles que les nerfs et les tissus mous. Cela peut être bénéfique pour divers états pathologiques et symptômes, notamment :

Un dispositif de traction cervicale est un appareil médical conçu pour exercer une traction ou une décompression sur la colonne cervicale, c'est-à-dire la région de la colonne vertébrale située dans le cou. Ces appareils sont utilisés en milieu médical à des fins thérapeutiques et peuvent également être prescrits pour un usage à domicile dans certains cas.

L'objectif principal de la traction cervicale est de soulager la pression exercée sur les vertèbres cervicales, les disques et les structures environnantes, telles que les nerfs et les tissus mous.

Cela peut être bénéfique pour diverses conditions médicales et symptômes, y compris :

Douleurs cervicales : La traction cervicale peut aider à soulager les douleurs cervicales causées par des affections telles qu'une hernie discale cervicale, une sténose cervicale ou des spasmes musculaires.

Compression nerveuse : Si un nerf de la colonne cervicale est comprimé ou pincé, la traction peut aider à réduire la pression et à soulager les symptômes tels que la douleur irradiée, l'engourdissement ou les picotements dans les bras et les mains.

Radiculopathie cervicale : cette affection se caractérise par l'irritation ou la compression des racines nerveuses de la colonne cervicale, entraînant souvent une douleur ou une faiblesse au niveau du bras. La traction cervicale peut apporter un soulagement.

<u>La spondylose cervicale</u> : Également connue sous le nom d'arthrose cervicale, cette affection se traduit par une dégénérescence des vertèbres cervicales et des disques. La traction peut aider à gérer la douleur et à améliorer la mobilité.

<u>Tension musculaire et spasmes</u> : La traction cervicale peut aider à détendre les muscles du cou et à réduire les spasmes musculaires.

La traction cervicale peut être administrée à l'aide de différentes méthodes, notamment la traction manuelle effectuée par un professionnel de la santé, des dispositifs mécaniques ou des unités de traction à domicile. Les appareils de traction cervicale à domicile sont conçus pour être administrés par le patient lui-même sous la supervision d'un professionnel de la santé.

Ces dispositifs comprennent généralement un harnais ou un collier qui entoure le cou et est relié à un poids, à une pression d'air ou à un système mécanique qui tire doucement sur le cou, créant ainsi une force d'étirement ou de décompression. La durée et l'intensité de la traction cervicale sont déterminées en fonction de l'état du patient et des recommandations du prestataire de soins.

Un dispositif de traction cervicale est un appareil médical conçu pour exercer une traction ou une décompression sur la colonne cervicale, c'est-à-dire la région de la colonne vertébrale située dans le cou. Ces appareils sont utilisés en milieu médical à des fins thérapeutiques et peuvent également être prescrits pour un usage à domicile dans certains cas.

L'objectif principal de la traction cervicale est de soulager la pression exercée sur les vertèbres cervicales, les disques et les structures environnantes, telles que les nerfs et les tissus mous.

Cela peut être bénéfique pour diverses conditions médicales et symptômes, y compris :

Douleurs cervicales : La traction cervicale peut aider à soulager les douleurs cervicales causées par des affections telles qu'une hernie discale cervicale, une sténose cervicale ou des spasmes musculaires.

Compression nerveuse : Si un nerf de la colonne cervicale est comprimé ou pincé, la traction peut aider à réduire la pression et à soulager les symptômes tels que la douleur irradiée, l'engourdissement ou les picotements dans les bras et les mains.

Radiculopathie cervicale : cette affection se caractérise par l'irritation ou la compression des racines nerveuses de la colonne cervicale, entraînant souvent une douleur ou une faiblesse du bras. La traction cervicale peut apporter un soulagement.

La spondylose cervicale : Également connue sous le nom d'arthrose cervicale, cette affection se traduit par une dégénérescence des vertèbres cervicales et des disques. La traction peut aider à gérer la douleur et à améliorer la mobilité.

Tension musculaire et spasmes : La traction cervicale peut aider à détendre les muscles du cou et à réduire les spasmes musculaires.

La traction cervicale peut être administrée à l'aide de différentes méthodes, notamment la traction manuelle effectuée par un professionnel de la santé, les dispositifs mécaniques ou les unités de traction à domicile. Les appareils de traction cervicale à domicile sont conçus pour être administrés par le patient lui-même sous la supervision d'un professionnel de la santé.

Ces dispositifs comprennent généralement un harnais ou un collier qui entoure le cou et est relié à un poids, à une pression d'air ou à un système mécanique qui tire doucement sur le cou, créant ainsi une force d'étirement ou de décompression. La durée et l'intensité de la traction cervicale sont déterminées en fonction de l'état du patient et des recommandations du prestataire de soins.

Parmi les options les plus sûres en matière d'appareils de traction cervicale, on trouve ceux qui peuvent être installés de manière pratique à l'aide d'une porte. Connus sous le nom d'appareils de traction cervicale "over-the-door", ils peuvent être utilisés aussi bien dans les cabinets de thérapie qu'à domicile.

Ce type de traction consiste généralement à attacher un harnais ou une écharpe rembourrée autour de la tête et du cou. Le harnais est ensuite relié à un système composé d'une corde et d'une poulie, qui est placé au-dessus d'une porte.

Dans certains cas, un poids supplémentaire peut être attaché à l'extrémité de la corde, ou vous pouvez tirer manuellement sur la corde pour créer l'effet d'étirement sur le cou.

La thérapie par traction cervicale devrait idéalement être effectuée au moins deux fois par jour, chaque séance durant environ 5 à 10 minutes.

Lors d'une traction du cou, il est essentiel de faire preuve de prudence et d'éviter toute force excessive.

L'objectif est de guider doucement votre tête et d'aider vos vertèbres cervicales dans le processus de réajustement et de réalignement.

Il est essentiel de faire preuve de constance et de ne pas trop s'étendre ou tirer de manière excessive.

L'objectif principal est de favoriser la guérison du corps plutôt que de causer des dommages ou des blessures.

Le quatrième outil

L'oreiller en bois

L'oreiller en bois, un outil unique et innovant, joue un rôle essentiel dans le traitement de la subluxation cervicale. Contrairement aux dispositifs de traction traditionnels qui reposent sur des forces de traction, l'oreiller en bois adopte une approche différente. Il ne tire pas sur la tête et le cou, mais exerce une pression douce mais ciblée sur les vertèbres cervicales, contribuant ainsi à rétablir la courbure naturelle et concave de la colonne vertébrale.

Dans nos vies modernes, caractérisées par des heures prolongées passées dans des positions sédentaires et des postures souvent contraignantes pour le cou, cette courbure naturelle du cou peut être compromise. L'oreiller en bois intervient alors comme un remède, aidant les individus à retrouver cet alignement essentiel. Cependant, il est important de noter que la première expérience avec un oreiller en bois n'est pas toujours très confortable.

Lorsque vous posez pour la première fois votre cou et votre tête sur l'oreiller en bois, il se peut que vous éprouviez une sensation d'inconfort ou de légère gêne. Cette sensation, paradoxalement, sert en quelque sorte de baromètre pour votre santé. Elle indique que votre cou n'était pas parfaitement aligné auparavant, et l'inconfort est un signe que l'oreiller en bois commence à traiter et à rectifier le problème.

Idéalement, l'objectif est de passer progressivement à un sommeil sur l'oreiller en bois pendant toute la nuit. Cette durée d'utilisation prolongée permet à l'oreiller en bois d'exercer efficacement son influence correctrice. Toutefois, il est compréhensible que de nombreuses personnes ne soient pas habituées à la fermeté d'un oreiller en bois au début. Une approche progressive peut donc s'avérer plus confortable.

Au début, vous pouvez commencer par utiliser l'oreiller en bois pendant des périodes plus courtes, peut-être seulement 10 à 15 minutes à la fois. Cette utilisation à court terme sert de phase d'introduction, permettant à votre corps de s'adapter au soutien unique fourni par l'oreiller en bois. Au fil du temps, à mesure que votre niveau de confort augmente et que votre corps s'adapte, vous pouvez prolonger la durée d'utilisation, jusqu'à dormir sur l'oreiller toute la nuit.

La conception et la fonction de l'oreiller en bois s'appuient sur le fait que l'alignement du cou influence profondément la santé générale de la colonne vertébrale. En exerçant une légère pression sur les vertèbres cervicales, cet oreiller favorise le rétablissement de la courbe naturelle du cou, qui peut être compromise par nos modes de vie et nos habitudes modernes.

Les avantages de l'utilisation d'un oreiller en bois vont au-delà de la simple correction de la posture. Au fur et à mesure que les vertèbres cervicales se réalignent, les individus peuvent constater des améliorations dans divers aspects de leur bien-être. De nombreux utilisateurs font état d'une réduction des douleurs cervicales et dorsales, d'une amélioration de la qualité du sommeil et d'un sentiment de vitalité et d'énergie accrues.

Il convient de noter que si l'oreiller en bois peut sembler peu familier au départ, son potentiel de transformation pour la santé du cou et le bien-être général peut être vraiment remarquable. Alors que vous entreprenez ce voyage de réalignement de la colonne vertébrale, n'oubliez pas d'être patient avec vous-même et d'accorder à votre corps le temps nécessaire pour s'adapter. L'inconfort que vous pouvez rencontrer au début est un signe positif de progrès, signalant les changements positifs qui se produisent dans votre corps.

En conclusion, l'oreiller en bois offre une solution unique et naturelle pour traiter la subluxation cervicale et rétablir la courbure essentielle du cou. La pression et le soutien qu'il offre peuvent améliorer la posture, réduire la douleur et améliorer le bien-être général. Bien que la transition vers le sommeil sur un oreiller en bois puisse nécessiter un peu de patience et un ajustement progressif, les avantages potentiels pour votre santé et votre vitalité en font un investissement précieux pour votre bien-être.

Selon les enseignements de Katsuzo Nishi, l'oreiller en bois contribue non seulement au bien-être général du nerf vague, mais offre également des avantages thérapeutiques pour la santé bucco-dentaire et thyroïdienne. En outre, il peut éventuellement contribuer à des ajustements dentaires au niveau des mâchoires.

Le cinquième outil :

La table d'inversion

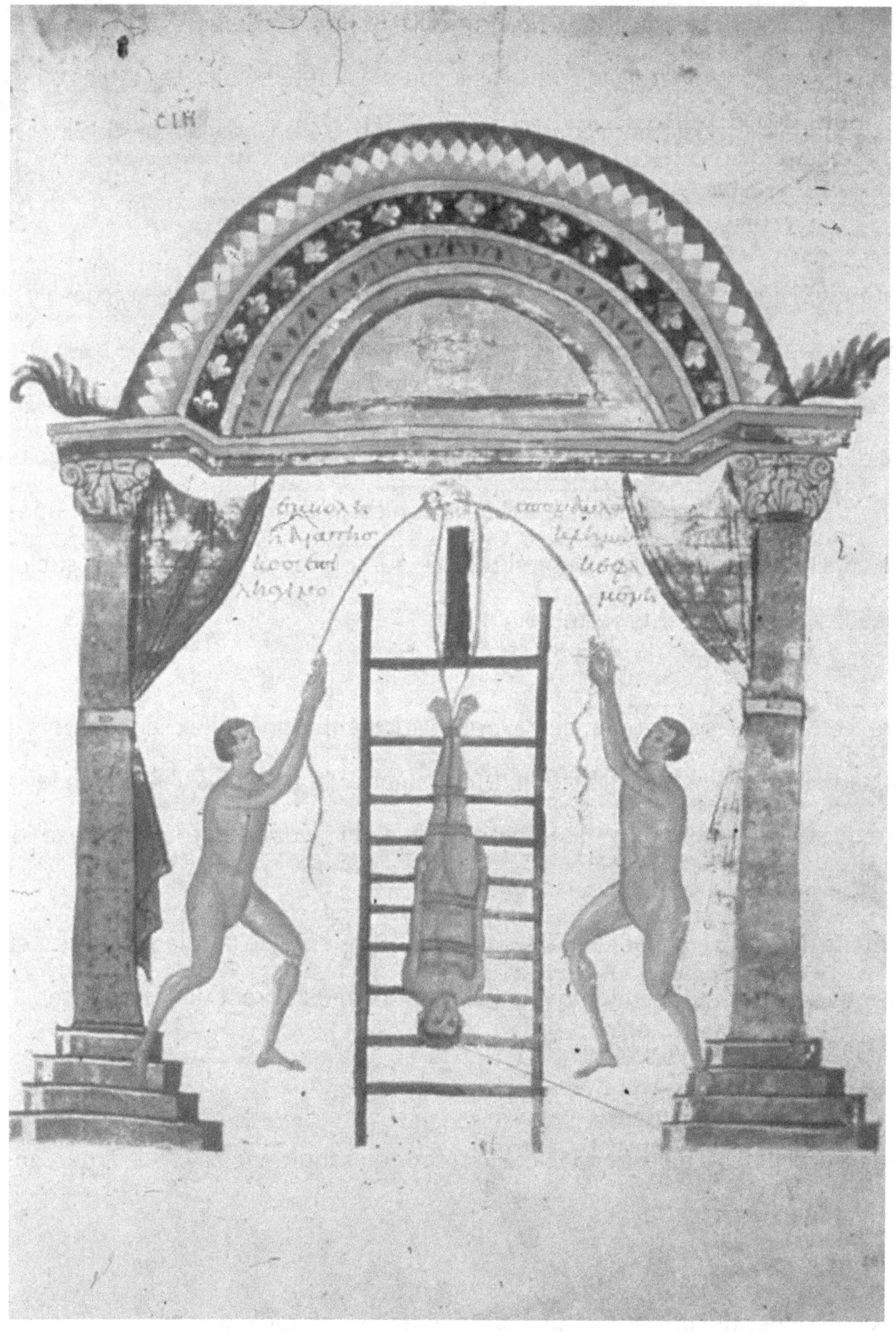

La table d'inversion offre une approche différente de l'appareil de traction cervicale traditionnel. Avec cet appareil, le corps est suspendu la tête en bas. Les tables d'inversion sont des appareils spécialement conçus pour permettre à un individu de s'incliner en position inversée à des angles réglables.

L'utilisateur est généralement allongé sur une plate-forme, tandis que ses chevilles sont maintenues en place par un support équipé d'un mécanisme à cliquet.

La table d'inversion fonctionne sur le principe de l'utilisation de la gravité. Lorsqu'une personne s'allonge sur cette table, le poids de son corps exerce naturellement une traction vers le bas sur la colonne vertébrale, ce qui soulage efficacement les subluxations et corrige les désalignements vertébraux.

En outre, cette force gravitationnelle favorise l'augmentation du flux sanguin vers le cerveau, améliorant ainsi l'oxygénation de cet organe vital. De plus, l'inversion favorise l'activité du système nerveux parasympathique, ce qui favorise un état de relaxation.

Les bienfaits de la table d'inversion s'étendent à l'ensemble de la colonne vertébrale, du cou aux régions thoracique et lombaire. Elle y parvient en étirant doucement ces segments de la colonne vertébrale.

De plus, ce processus d'inversion facilite le retour du sang veineux vers le cœur, en tirant parti de l'influence de la gravité.

Pour les personnes qui utilisent pour la première fois une table d'inversion, il est conseillé de commencer par un angle d'inclinaison moins prononcé pendant une courte durée, généralement d'environ 1 à 2 minutes. Au fur et à mesure que l'on s'habitue à la sensation et aux effets, on peut augmenter l'angle jusqu'à obtenir une inversion complète et rester confortablement dans cette position pendant 10 à 15 minutes.

LA DERNIÈRE MÉTHODE DE NOTRE AUTO CHIROPRAXIE EST LA MÉTHODE RESPIRATOIRE HIDA :

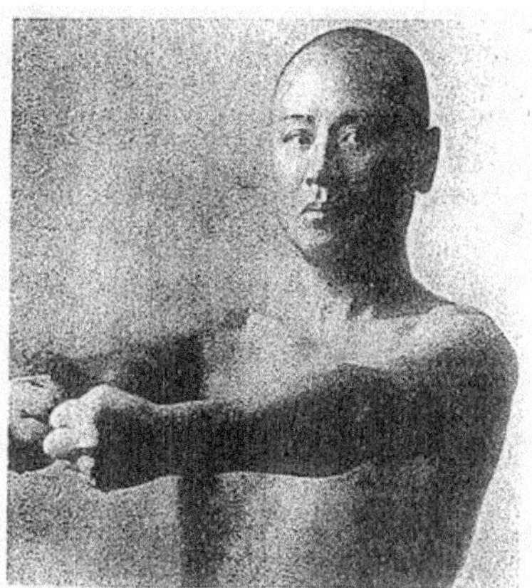

La méthode respiratoire Hida comprend à la fois une technique respiratoire spécialisée et une méthode de correction de la posture.

Il s'agit de s'allonger sur une surface ferme, généralement sur le dos, tout en pratiquant la respiration diaphragmatique.

Cette approche a un double objectif : traiter les schémas respiratoires et aligner activement la posture du corps.

Par essence, la respiration Homo Hida vise à réaligner le centre de gravité sur sa position naturelle, rétablissant ainsi l'équilibre de l'ensemble du corps.

Hypermobilité et perte du centre de gravité :

La perte du centre de gravité est à l'origine de la plupart des maladies. En fait, la NASA peut vous payer 20 000 dollars pendant un an si vous dormez la tête en bas afin que les scientifiques puissent étudier les effets de l'antigravité sur la santé humaine. Lorsque nous perdons notre centre de gravité, nous perdons l'équilibre.

La thérapie du lit incliné aide les gens grâce à son effet sur le centre de gravité et la circulation. Son inventeur, Andrew Fletcher, affirme que la taille des personnes peut augmenter d'un pouce en pratiquant la MCI.

Vous voyez maintenant que seuls les ostéopathes étudient sérieusement ce sujet. L'ingénieur mécanicien et inventeur français Gorgia Knap, qui aurait inventé la première moto, a écrit un livre sur l'importance du centre de gravité dans la santé et la maladie et sur le fait que sa perte est la cause de toutes les maladies. Il a inventé une série d'exercices à faire pour corriger et rétablir un centre de gravité normal ou proche de la perfection.

L'inventeur et physicien israélien Moshe Feldenkrais avait la même théorie que Kap et a inventé sa propre méthode pour corriger la posture et ramener le centre de gravité à la normale.

La plupart des animaux le savent par leur instinct naturel. La plupart d'entre vous ont vu des chiens, des chats ou des chevaux secouer rapidement leur corps par un mouvement de balancier le long de la colonne vertébrale pour ramener le centre de gravité à la normale.

Il ne s'agit pas d'une science nouvelle, des médecins anciens comme Avicenne ou Hippocrate en avaient connaissance et ont écrit des livres montrant les méthodes qu'ils utilisaient pour corriger la posture, la colonne vertébrale et le centre de gravité.

C'est peut-être la perte du centre de gravité sur Mars qui a fait dire à Elon Musk qu'il pense que la première colonie humaine sur la planète rouge mourra rapidement. En effet, les astronautes souffrent tous de l'effet de la perte de gravité. Et peut-être que vivre dans des tours plus hautes n'est pas bon pour la santé non plus.

Harumitsu Hida

Nous allons nous pencher sur la technique de respiration qui lui est attribuée, mais avant de nous plonger dans la méthode elle-même, nous allons le présenter brièvement.

Harumitsu Hida est né le 25 décembre 1883. Son père, Tatemitsu Kawai, est médecin. Lorsqu'il a six ans, sa mère et trois de ses frères et sœurs meurent de maladie, et il est lui-même très fragile et maladif.

Voici comment il se décrit dans ses écrits :

"J'étais le huitième enfant d'une famille vivant dans des conditions difficiles. Mon père avait déjà 50 ans à ma naissance et ma mère, plus âgée, n'avait pas assez de lait maternel. J'étais très maigre, avec un visage et une démarche de fille. Lorsqu'ils jouaient, les autres enfants me portaient souvent sur leur dos, car j'étais très léger. Les invités à la maison demandaient souvent si j'étais une fille. Mes os étaient minces et ma peau était pâle, sèche et dépourvue de graisse. C'est pourquoi on me frottait souvent avec de l'huile sur tout le corps...

C'est ainsi que la mort semblait s'approcher de moi, comme elle l'avait fait pour mes frères et sœurs. À l'âge de six ans, j'ai contracté le typhus, qui a entraîné une pneumonie et un asthme accompagnés d'une diarrhée sévère. Avec une fièvre de 40 degrés, j'étais tellement affaibli que les médecins ont déclaré mon cas désespéré.

Mon père, qui avait perdu un fils la même année, était au bord du désespoir. Le jour des morts approchait. Il m'a dit : "Je souhaite qu'il survive, même si ce n'est que pour ces trois jours, afin que nous puissions passer le jour des morts ensemble". Je ne suis pas mort, mais je n'avais plus que la peau sur les os...

Je suis restée continuellement malade pendant toute mon enfance et je me suis familiarisée avec toutes sortes de médicaments. Mon système digestif était fragile, je souffrais constamment de migraines et de vertiges, et j'attrapais sans cesse des rhumes. Le champ de ma vie se limitait à un lit de malade. L'image de mon enfance est celle d'un garçon à la peau et aux os, se tenant tristement debout, rétrécissant son corps misérable dans le vent froid. Quelle enfance sombre !...

Plus tard, mes camarades de classe m'ont surnommée "feuille de roseau", et je n'ai pas pu me révolter contre ce surnom humiliant. Je devais simplement l'accepter, et lorsque cela devenait trop douloureux, je m'éclipsais sans me faire remarquer... Mes biceps n'étaient pas plus épais que mes poignets et j'avais honte de mon corps. Je soupirais en pensant que mon corps ne supportait pas le moindre effort. J'étais bien une 'feuille de roseau'..."

Il décide de se transformer :

À dix-huit ans, la prise de conscience de sa fragilité désespérée l'a conduit à prendre la décision de transformer son propre corps.

"Un jour, j'ai commencé à réfléchir à mon avenir, à mon destin social. J'ai eu peur et j'ai commencé à m'autocritiquer. Je me suis dit : "Hé, Harumitsu, qu'est-ce que tu vas faire quand tu ne vaux rien ? Un petit rhume, et tu es déjà enrhumé. Tu manges un peu, et tu as mal à l'estomac, puis la diarrhée. Tu marches un peu, et tu es fatigué. Quand vous dormez, vous ne faites que des cauchemars. À quoi bon vivre ainsi ? Quelle triste vie tu mènes, tu n'es bon qu'à nourrir la terre de ta tombe. '

Cette pensée affreuse me traversa le cœur, et un grand tourbillon s'éleva dans ma poitrine, oppressé par un sentiment d'infériorité... Au fond de moi, je désirais obtenir une bonne santé et un corps robuste, comme une personne assoiffée désire un breuvage. Je ne voulais pas seulement être en bonne santé pour éviter la maladie ; je voulais devenir fort, vraiment fort, pour pouvoir faire courageusement quelque chose pour les autres. Ce désir était une détermination dans laquelle j'ai investi tout mon être, ce qui m'a permis de transformer mon corps et mon esprit. C'était en avril 1900, j'avais 17 ans...

Les plantes poussent comme des flammes en été, puis l'automne arrive, suivi de l'hiver, et elles se retirent sous la neige. Cependant, elles se réjouissent du retour du soleil au printemps. Mais si une neige abondante recouvrait ces plantes pendant quatre ou cinq ans, elles mourraient toutes. Mon corps n'est-il pas semblable à ces plantes, recouvert par la neige pendant trop longtemps pour pouvoir renaître au printemps ? Ma vitalité n'a-t-elle pas complètement disparu ? Dans un tel état, si je faisais de l'exercice, je risquais de me détruire complètement. Que faire alors ? Eh bien, je n'ai plus qu'à mourir...

Dans mon état, il n'y avait que deux options : soit je gagne, soit je meurs. C'est l'honneur d'une personne que de mourir en essayant d'atteindre son but. C'est ainsi que j'ai fait le premier pas...

Je pensais que je devais établir une base solide pour mon projet. Je devais comprendre la structure du corps humain. Pour ce faire, j'ai rassemblé des livres d'anatomie et de physiologie dans la bibliothèque de mon père. Je me suis plongé dans la lecture de ces livres avec respect, comme un chrétien lit la Bible, parce qu'il s'agissait d'ouvrages décisifs pour mon existence dans ce monde...

L'étude des fonctions internes du corps, des organes et des viscères m'a profondément marqué par le mystère de la vie dans la nature. Avec surprise et une profonde admiration, j'ai dû reconnaître la création divine et j'ai développé la conviction qu'il existe un lien étroit entre la croyance et la science. L'apprentissage du métabolisme et du renouvellement cellulaire m'a particulièrement encouragé. Le corps humain n'est pas une statue de pierre ou de caoutchouc ; il fonctionne activement et est capable de se renouveler. Si les cellules des personnes en bonne santé se renouvellent tous les sept ans, il me faudrait dix ans pour sortir de mon état de faiblesse. Il me faudrait quinze ans pour atteindre un corps ordinaire. En persévérant pendant vingt ans, en y investissant ma vie, je pensais pouvoir dépasser le niveau ordinaire. Au printemps, un prunier fleurira de façon encore plus parfumée s'il a subi un hiver plus rude. L'émotion de cette décision m'a fait monter les larmes aux yeux...

Lorsque j'ai lu la phrase : "Un parfum exquis de fleurs de prunier printanières se forme précisément parce qu'il a enduré la rigueur de l'hiver sous la neige", j'ai été émue aux larmes. J'avais besoin de patience et d'efforts soutenus ! Mon chemin est sans doute long et difficile. Je dois devenir comme une fleur de prunier. Patience et effort !"

Étude solitaire :

"Suite à mes lectures sur l'anatomie et la physiologie, j'ai collectionné toutes sortes de livres sur les exercices physiques, ainsi que des livres de médecine, d'hygiène et de physiologie du sport. Chaque fois que je rencontrais un nouvel exercice, je le pratiquais immédiatement et je le contemplais. L'abondance des pratiques m'obligeait à faire des choix. Je précise que je n'ai jamais cherché une méthode personnelle, je cherchais seulement un moyen de me sauver de ma misère physique...

J'ai donc pris pour modèle un corps parfait : la structure osseuse, les muscles, la forme, les organes internes et les capacités athlétiques. D'une certaine manière, il était ridicule pour quelqu'un d'aussi misérable que moi de prendre le corps idéal comme modèle...

C'est pourquoi je ne me suis pas contenté de méthodes courantes visant une efficacité triviale, comme la gymnastique simple, la respiration profonde, les ablutions à l'eau froide et quelques méthodes d'hygiène visant un bien-être mineur. Mon but était d'améliorer la qualité et l'efficacité de tous ces exercices par une approche systématique...

J'ai cherché une méthode qui réponde aux conditions suivantes :

- La pratique de la méthode doit être active plutôt que passive puisque l'objectif est d'obtenir un corps fort et puissant.

- L'exercice doit être une fin en soi et non une simple préparation à une technique.

- L'exercice ne devrait pas nécessiter de dépenses ou l'utilisation d'équipements. La santé doit être atteinte par le seul effort du corps.

- Plus important encore, l'exercice ne doit pas demander beaucoup de temps. Si l'exercice était long, il deviendrait difficile à réaliser quotidiennement et pourrait entraîner une fatigue inutile.

C'est ainsi que j'ai construit ma décision de m'engager sur la voie de la transformation corporelle, et chaque fois que j'entendais parler de quelqu'un qui s'était profondément investi pour atteindre son objectif, j'étudiais sincèrement sa démarche. Combien de fois ai-je été encouragée par d'autres alors que j'avais failli abandonner ? Parce que je n'avais aucune certitude de réussir dans mon entreprise, mais je devais continuer malgré la douleur de l'échec...

Lorsque j'ai lu la traduction du roman "Monte Cristo" (d'Alexandre Dumas), j'ai été profondément ému par un prisonnier qui avait passé sept ans à creuser un tunnel et qui devait recommencer parce qu'il avait creusé dans la mauvaise direction... Je mettrais dix ans pour avoir un corps capable d'échapper à la maladie, et au bout de quinze ans, j'aurais un corps normal. Je vais réussir, je vais réussir... Un prisonnier s'efforce de réussir dans sa prison ; moi, au moins, je suis dans un monde libre. Comment pourrais-je ne pas essayer ?

Chaque fois que je demandais un nouveau livre à mon père, il me l'achetait sans s'enquérir de mon objectif. Il était simplement heureux de me voir studieuse. À la maison, pendant mes exercices d'abdominaux et de musculation, je tombais, frappant le sol avec mes pieds et mes mains, déchirant les tatamis en plusieurs endroits, délogeant les supports du sol, cassant ou perforant les portes coulissantes, mais mon père ne m'a jamais grondé. Au contraire, il semblait ravi de me voir, moi qui avais toujours été si malade, bouger avec une telle vigueur aujourd'hui. Me laissait-il faire par amour et par pitié pour un enfant orphelin de mère ? Mon père, comme mon frère aîné, me laissait faire ce que je voulais. Malgré ma fragilité, c'est grâce à leur amour que j'ai pu continuer à construire mon chemin. Chaque fois que je me souviens de l'affection de mon père, j'en ai les larmes aux yeux...".

<u>Première réalisation</u>

"Rien n'est plus extraordinaire qu'un acte accompli avec une détermination vitale ; la sincérité ultime peut toucher les cieux. J'ai réussi à atteindre mon premier objectif.

Parce que ma santé s'est rapidement améliorée. La couleur de ma peau a changé. Mes bras, qui étaient minces comme des bâtons, se sont parés de muscles imposants et mes épaules sont devenues larges. Je me sentais bien dans ma peau ! Mon visage reflétait la vitalité ; mes yeux étaient vivants, mon nez et ma bouche étaient tendus et pleins de force. Où était l'ombre de l'enfant malade d'autrefois ? Pourtant, deux ans seulement s'étaient écoulés depuis mes débuts, alors que je pensais qu'il me faudrait plus de dix ans pour obtenir un corps ordinaire..."

Après une brève présentation de Harumitsu Hida, nous allons nous pencher sur sa puissante technique de respiration, connue sous le nom de "méthode de respiration en position normale". Cette méthode est d'une simplicité rafraîchissante, bien qu'elle exige que vous adoptiez une position couchée sur un sol rigide. Ce choix a pour but de faciliter la correction de l'alignement de la colonne vertébrale.

Dans cette position inclinée, vous commencez la pratique par une inspiration délibérée, en mettant l'accent sur l'expansion de l'abdomen et l'activation du diaphragme. Lors de l'expiration, vous laissez le ventre se dégonfler naturellement.

Il est essentiel de maintenir un rythme régulier, chaque inspiration devant durer au moins 4 secondes et chaque expiration devant durer environ 5 à 6 secondes.

Cette routine est idéalement pratiquée pendant une durée de 10 à 20 minutes, une ou deux fois par jour.

Les avantages de cette technique puissante sont multiples : elle améliore considérablement la capacité pulmonaire et constitue un excellent exercice pour rafraîchir notre fonction pulmonaire.

En outre, cette méthode sert à réinitialiser le système nerveux autonome, à renforcer l'immunité, à aligner la colonne vertébrale, à faciliter la digestion et à promouvoir la clarté mentale. En substance, cet exercice constitue la pierre angulaire de la méthode de santé Hida.